AF310918

# DE
# LA DOULEUR

## ET DE SON TRAITEMENT

### PAR LES

## EAUX DE LAMALOU L'ANCIEN

PAR

## Le Docteur F. CROS

MÉDECIN INSPECTEUR
EX-INTERNE DES HOPITAUX CIVILS DE TOULOUSE
EX-MÉDECIN ADJOINT DE L'HOSPICE DE BÉDARIEUX

*Les observations faites avec justesse*
*Conduisent à des conclusions également justes*
ZIMMERMANN ; *Traité de l'Expérience*

## CETTE

TYPOGRAPHIE ET LITHOGRAPHIE EUGÈNE BOEHM
12, Quai de Bosc, 12

1882

# DE LA DOULEUR

## ET DE SON TRAITEMENT

### PAR LES

## EAUX DE LAMALOU L'ANCIEN

Il est peu de maladies aiguës qui ne débutent par la douleur ; ce symptôme en ouvre en général la marche et se continue quelquefois jusqu'à la guérison. Si l'affection passe à l'état chronique, la douleur persiste souvent et devient alors toute la maladie.

Les névralgies qui ne se manifestent que par cet élément constituent un groupe important de la nosologie. Tenaces, opiniâtres, elles ne cèdent pas toujours aux médications les plus énergiques, et'après les antispasmodiques, les narcotiques et les stupéfiants eux-mêmes restent impuissants ou s'usent vite.

La souffrance paraît donc être le triste apanage de la vie humaine. La douleur accompagne l'homme de son berceau à sa tombe, se mêle à son existence, la trouble, l'abrège ou devient une compagne inséparable qui ne laisse aucun instant de repos.

Aussi, quand le malade a épuisé tous les moyens thérapeutiques, s'adresse-t-il en dernier lieu au traitement par les eaux minérales. Il en retire souvent une sédation qu'il avait vainement demandée à d'autres moyens plus énergiques.

Les résultats favorables obtenus par cette médication expliquent la faveur dont elle jouit aujourd'hui et la réputation acquise par certaines stations thermales.

A ce point de vue, Lamalou l'Ancien occupe une des premières places ; sa renommée, ancienne comme l'indique son nom, s'est fondée sur son aptitude à guérir les douleurs, et la voix publique a consacré cette expression devenue proverbiale : Aller à Lamalou pour calmer ses douleurs.

Les praticiens qui se sont succédé dans cette station thermale ont tous signalé cette action sédative.

Déjà, en 1758, Ch. Leroy l'affirmait dans les douleurs de goutte et de sciatique[1].

En 1772, Mazars de Cazelles, dans le *Dictionnaire hydrologique* de Buchoz, prescrit l'usage des eaux de Lamalou l'Ancien dans les douleurs rhumatiques[2].

Plus tard et successivement, Saisset[3], Dupré[4], et enfin le D$^r$ Privat[5] constatent que l'usage modéré du bain produit sur le système nerveux un effet sédatif très marqué.

Il n'est donc pas dépourvu d'intérêt d'étudier sinon d'expliquer le mode d'action des eaux de Lamalou l'Ancien sur cet élément nosologique, qui constitue souvent une maladie essentielle, et qui complique presque toujours les affections chroniques.

Nous avons dit ailleurs la composition chimique des eaux et des buvettes, leur température et leur action physiologique ; rappelons seulement que, classées par les

---

[1] Ch. Leroy ; *De Aquarum mineral. natura et usu*, Monspelii, 1758.

[2] *Diction. minéralogique et hydrolog. de la France*. Paris, 1772.

[3] *Mémoire pratique sur les bains de Lamalou*. Montpellier, 1806.

[4] *Observations sur l'action générale des Eaux minérales de Lamalou*. Tarbes. 1842.

[5] *Notice statistique et médicale sur Lamalou les Bains*. Paris, 1858.

auteurs d'une manière diverse, on peut, pour bien en spé-
cifier le caractère, les désigner comme alcalines, ferrugi-
neuses à haute température, très azotées $(14\,^o/_o)$, avec acide
carbonique libre.

---

## CHAPITRE II.

Afin de mieux marquer l'influence thermale sur la
douleur, nous allons passer en revue les affections dans
lesquelles elle se présente le plus souvent, et qui s'obser-
vent à Lamalou l'Ancien. En laissant dé côté la description
symptomatique de ces maladies, nous nous bornerons à
étudier son côté douloureux et les modifications que subit
cet état au contact de l'eau minérale.

## RHUMATISMES.

La douleur rhumatismale est liée plutôt à l'état aigu
qu'à l'état chronique, dernière forme qui se présente
surtout dans les stations thermales. La nature de la maladie est plutôt déformante que douloureuse; mais cette
affection, soit qu'elle attaque les grandes articulations (nodosités des jointures de Haghart), soit qu'elle se concentre
sur les petites (nodosités d'Héberden), n'en n'est pas moins
sous l'influence d'un état diathésique qui se complique
entre autres choses de névralgies diverses, dont les plus
fréquentes se localisent dans la région crânio-faciales (migraines, névralgies faciales) ou autour des articulations en
suivant des trajets nerveux. Ces douleurs, qui reviennent
par accès et suivent les changements atmosphériques,
apparaissent sous divers aspects selon le tempérament,
la constitution de l'individu qui les subit, et sont aussi
diversement modifiées par le traitement thermal.

En général, les premiers bains exaspèrent les douleurs

quand elles existent au moment de la cure, ou les éveillent
en rappelant quelquefois un mouvement fluxionnaire sur
l'articulation atteinte. Cette aggravation est de courte durée, elle est considérée comme d'heureux augure pour la
cure finale, et le traitement n'en est interrompu que dans
quelques rares exceptions. Ces modifications correspon-
dent à la division que l'on fait entre les rhumatisants : les
uns, à tempérament nerveux, irritables, à peau sèche, et
transpirant mal ; ou les autres à tempérament lymphatique et mou, et chez lesquels le moindre exercice amène
des sueurs exagérées.

C'est surtout chez les premiers que l'excitation des premiers bains est manifeste ; le retour des accès douloureux
est plus opiniâtre et leur traitement doit être suivi et
gradué. Au début de la cure, les bains doivent être de
courte durée, avec quelques intervalles de repos.

La présence du principe goutteux allié au rhumatisme
favorise ce retour avec beaucoup plus d'intensité, et il survient au lieu d'élection un état fluxionnaire tel, que le
traitement est forcément interrompu.

Dans ce dernier cas, ce sont plutôt les derniers bains
qui font naître cette crise. Rarement elle survient avant
le quinzième bain, et le malade peut borner à ce chiffre sa
saison thermale; malgré cet incident, il n'en emporte pas
moins une action favorable et les accès consécutifs sont
moins intenses et plus espacés.

Dans le rhumatisme viscéral, le déplacement diathésique, outre les dérangements fonctionnels qu'il occasionne,
présente des symptômes douloureux qui masquent la
nature de la maladie et en compliquent la diagnostic. Les
manifestations les plus insidieuses, les plus larvées, cèdent
le plus souvent et se caractérisent sous l'influence du
traitement thermal ; le retour de l'état fluxionnaire à son
point d'élection vient éclairer le diagnostic douteux, et

après une légère recrudescence de rhumatisme articulaire, la sédation ne tarde pas à se produire.

Il serait beaucoup trop long d'appuyer par des observations les faits que nous venons de décrire; il suffira des statistiques suivantes empruntées à nos confrères et à nos rapports annuels.

De 1850 à 1857 : Extrait des Rapports de M. Privat. Affections rhumatismales diverses (rhumatisme articulaire, musculaire, viscéralgies rhumatismales).

| | |
|---|---|
| Nombres de malades. | 1,664 |
| Guéris. | 913 |
| Soulagés. | 482 |
| Même état ou sans nouvelles. | 269[1] |

De 1876 à 1880, nous avons noté :

| | |
|---|---|
| Rhumatismes articulaires. | 418 |
| Guéris. | 234 |
| Soulagés | 125 |
| Même état ou sans nouvelles. | 59 |

Ces chiffres ne comprennent que les malades qui consultent le médecin. Mais combien n'y en a-t-il pas qui font leur traitement sans guides et sans conseils !

### RHUMATISME MUSCULAIRE.

De beaucoup le plus fréquent dans notre station thermale. Il est vrai qu'il s'y guérit à peu près toujours. Les malades qui sont atteints de douleurs musculaires consultent peu le médecin. Ils se rendent à Lamalou l'Ancien, attirés par son ancienne réputation, se baignent et se douchent à leur guise, et reviennent chez eux soulagés sinon guéris.

[1] Privat ; *Note médicale sur Lamalou les Bains.* Paris, 1858.

Ceux que nous pouvons observer présentent des douleurs lourdes, profondes, mais tenaces, exagérées par les contractions musculaires, par les mouvements, qui sont gênés ou interrompus.

Occasionnés souvent par les froids humides, ils ont aussi pour cause un travail musculaire outré ou de faux mouvements.

Dans cette affection, le traitement thermal n'amène ni exaspération ni réveil de la douleur; elle existe à l'arrivée du malade, et dès les premiers bains la sédation s'établit et progresse jusqu'à la fin de la cure .

Il nous a été donné d'en observer un grand nombre à la suite de l'hiver pluvieux 1880-81, chez les ouvriers travaillant à la construction du chemin de fer. La plupart d'entre eux déblayaient les piles d'un pont, les pieds dans l'eau, le corps en sueur, et surpris souvent par de froides giboulées.

Outre les lumbagos, ils contractaient aussi des rhumatismes musculaires dans la région dorsale supérieure, qui rendaient les mouvements élévatoires du bras impossibles, avec de très vives douleurs.

Les premiers atteints furent traités par des émissions sanguines locales (ventouses scarifiées, sangsues) ou par des frictions calmantes; les autres par des bains et surtout par des étuves à Lamalou.

Ces derniers ont été plus rapidement guéris que les premiers, et nous nous en tenons depuis à ce mode de traitement[1].

---

[1] Une installation nouvelle et plus convenable de la salle d'étuve s'exécutant en ce moment sous nos yeux, nous trouverons dans ce mode d'administration des eaux un adjuvant précieux dans le traitement des affections congestives, d'autant plus que le malade, entouré des vapeurs qui se dégagent de la source naissant sous ses pieds, absorbera par la respiration tous les principes gazeux qui se vaporisent autour de lui.

## NÉVRALGIES.

La classe si nombreuse des névralgies est caractérisée par une douleur violente ayant son siège sur le trajet d'un nerf. Elle représente d'une manière absolue l'affection chez laquelle l'élément-douleur joue le plus grand rôle ; à ce titre, son traitement est du ressort des eaux de Lamalou l'Ancien, où nous pouvons en observer chaque année de nombreux exemples.

Les effets de la cure thermale sont généralement satisfaisants, mais surtout alors que l'on peut rattacher l'existence de cette dernière à un état rhumatismal. Dans ce dernier cas, elle se présente à nous sous le nom de rhumatisme nerveux, coïncide avec la tuméfaction, la déformation articulaire, et rentre alors dans le cadre des affections rhumatismales dont nous avons déjà parlé.

La cure suit alors la même marche, participé aux mêmes phénomènes. Les douleurs névralgiques s'aggravent ou se tempèrent suivant la forme du rhumatisme et la méthode balnéaire.

Dans les névralgies essentielles indépendantes de tout état diathésique, survenues sous l'influence d'une cause occasionnelle, la plupart du temps après un refroidissement prolongé, le résultat curatif est plus rapide et plus soutenu. Si, au contraire, à la cause prochaine vient s'ajouter une hérédité rhumatismale ou goutteuse, la cure est plus longue et plus difficile.

Ces principes généraux une fois posés, nous pouvons les considérer au point de vue du siège et des moyens balnéaires à leur opposer.

## NÉVRALGIE SCIATIQUE.

La plus commune des affections de ce genre qui se présentent à nos observations, et nous pouvons ajouter celle qui se guérit le plus aisément.

La cure n'est pas toujours immédiate, le plus souvent même le traitement n'amène qu'une amélioration. Posons en principe que, plus l'affection est douloureuse, plus le traitement est rapproché du début, meilleur est le résultat.

Au contraire, dans une affection invétérée, chronique, qui a résisté aux divers traitements pharmaceutiques, la guérison demande plusieurs saisons à Lamalou.

Voici quelques observations à l'appui, résumées en quelques lignes.

S..., Étienne, 20 ans, cultivateur. Tempérament nerveux, bonne constitution. Pas d'hérédité ni affections antérieures. Après son travail, se couche dans un fossé, le corps en sueur, et s'y endort. Quelques jours après, douleurs dans la jambe droite localisées à la hanche, au genou, et au pied : elles cèdent à une active médication. Un mois après, mêmes douleurs à la jambe gauche, où elles persistent malgré le traitement. Il vient à Lamalou l'Ancien. Il marche avec peine, éprouve d'atroces douleurs, même dans la nuit, exaspérées au moindre mouvement.

Le malade prend 18 bains et nous quitte très amélioré. Un mois après, il était complètement guéri, et reprenait ses travaux.

F..., Louis, 58 ans, propriétaire. Tempérament nerveux, bonne constitution, n'a jamais été malade. En 1878, il supporte une averse en voiture découverte; huit jours après, sciatique gauche avec points douloureux à la fesse et au pied.

Malgré tous les traitements, les douleurs persistent. Il vient à Lamalou en 1879. Amélioré après sa première cure.

Revient la même année prendre encore 18 bains. Guéri.

Revenu en 1880, par reconnaissance ; la guérison ne s'est pas démentie.

F... Charles, 46 ans, employé. Tempérament bilieux, constitution moyenne, n'a jamais été malade. Pris en novembre 1879 d'une douleur sciatique sans cause appréciable; obligé par ses douleurs à interrompre son travail; vient à Lamalou en août 1880. Après un traitement de 20 bains et 8 douches, part sans résultat. Quinze jours après sa rentrée, les douleurs s'apaisent et il reprend son état.

Revenu en août de la même année, il nous raconte ce fait et n'a plus rien éprouvé depuis.

### NÉVRALGIE FACIALE.

Ne vient qu'au deuxième rang par ordre de fréquence, mais mériterait d'occuper le premier, au point de vue des souffrances intolérables qu'elle occasionne.

Le plus souvent rebelles à toute médication, les névralgies faciales sont heureusement modifiées par l'usage continu des eaux de Lamalou l'Ancien. En voici quelques exemples.

M<sup>me</sup> E. S..., 28 ans. Tempérament nerveux, constitution délicate, hérédité paternelle herpétique; fut prise de névralgie faciale à la suite d'une frayeur (la robe de sa petite fille avait pris feu). Cette affection se complique d'une éruption eczémateuse sur le cou, du même côté. Celle-ci disparut après un traitement; la névralgie persista. L'avulsion des dents, les injections sous-cutanées de morphine, furent impuissantes à arrêter le mal. La douleur était vive et continue et siégeait au maxillaire inférieur.

M<sup>me</sup> S... vint à Lamalou trois ans de suite.

Les premières saisons améliorèrent son état, la troisième année amena la guérison, qui ne s'est plus démentie.

M. L. B..., militaire, 48 ans. Tempérament sanguin, constitution forte. Anciennes fièvres intermittentes longtemps rebelles, mais qui après leur guérison ont été remplacées par une névralgie faciale siégeant sur les filets du sous-orbitaire et du mentonnier.

Toute la thérapeutique épuisée, M. B... vient à Lamalou. Il fait, en 1877, deux cures à quatre mois d'intervalle, qui amènent une amélioration. Nous avons revu le malade quatre années de suite, et la dernière année il ne venait que par reconnaissance, car depuis près d'un an il ne souffrait plus.

L'observation suivante, empruntée à M. le D^r Privat[1], est plus probante encore. Nous l'abrégeons.

M^me X..., douée d'un tempérament nerveux et lymphatique, est d'une assez bonne constitution. Issue d'un père goutteux; migraines antérieures et douleurs rhumatismales. Vers l'âge de retour, névralgie crânio-faciale fréquente et d'une intensité progressive. Durée : quatorze à quinze ans.

Tous les moyens connus furent employés, jusqu'à la résection, répétée quatre ou cinq fois, de divers filets nerveux ; les deux dernières après celles-ci, exécutées avec perte de la substance nerveuse par deux célébrités médicales de Paris. Tout fut inutile, y compris le changement de climat.

Envoyée à Lamalou en 1861, M^me X..., dont la physionomie ne pouvait que traduire le résultat des sections nerveuses, est en proie à des crises névralgiques qui l'obligent à pousser des cris, à grimacer, etc.

La malade passe trois mois et demi à Lamalou, pour y faire deux saisons. L'amélioration consécutive est inespérée, et, tout en se sentant revivre, la malade a peine à croire à la réalité. Après avoir passé un bon hiver, elle revient l'été suivant: la guérison était complète. Dernière cure en 1863, santé parfaite.

### NÉVRALGIE CRANIO-OCCIPITALE.

S..., Émile, ancien conducteur de diligences, 52 ans. Tempérament bilioso-nerveux, constitution bonne ; pas d'hérédité ni d'affections antérieures.

A été pris, il y a six ans, de névralgie siégeant dans les nerfs des première et deuxième paires vertébrales. Les douleurs partent de la première et de la deuxième vertèbre, irradiant dans le cou, les épaules et la tête. Elles sont lancinantes, et reviennent par accès qui durent deux à trois jours et se répètent à intervalles rapprochés.

---

[1] Privat, loc. cit.

Toutes les ressources de l'art ont été épuisées. Une première saison en 1880 amène une amélioration sensible, mais ce malade n'est plus revenu, et nous ignorons si la guérison s'est complétée.

### NÉVRALGIE BRACHIALE.

M. C... G..., 42 ans, ouvrier charpentier. Tempérament nerveux, constitution forte, sans hérédité ni affections antérieures, est atteint, en montant une charpente, par un gros madrier qui lui tombe sur l'épaule gauche. Après la guérison de la contusion, il lui reste une douleur très vive suivant le trajet du radial et qui quelquefois se généralise dans tout le bras.

Atrophie du membre; les moyens thérapeutiques épuisés, C... est envoyé à Lamalou deux saisons consécutives, qui ne changent rien à son état.

Il survient une paralysie consécutive et les douleurs cessent.

Les autres névralgies que nous avons observées, comme les lombo-abdominales, intercostales, etc., étaient plutôt symptomatiques qu'essentielles, et nous les rangeons dans les affections suivantes, dont elles forment un des principaux symptômes.

## MYÉLITES DIFFUSES.

Dans les affections rachidiennes, en dehors du principe rhumatismal, nous rencontrons des douleurs dorsales, en général en regard du siège de la lésion, des douleurs en ceinture, et des élancements dans les extrémités; elles sont moins aiguës que celles qui sont sous l'influence du rhumatisme, ne se manifestent souvent que par la pression, et ne sont pour le paralytique que le côté secondaire de la maladie. Mais comme elles compliquent une affection déjà bien gênante, les malades sont bien aise d'en être débarrassés. L'influence sédative se manifeste aussi sur ces douleurs symptomatiques, et c'est un des premiers bienfaits que nos malades retirent de l'usage des eaux.

D... M..., négociant, 56 ans. Tempérament bilieux, constitution délicate ; pas d'hérédité. Dyspeptique depuis 20 ans, a éprouvé, il y a dix ans environ, les phénomènes suivants : douleurs générales survenant par crises, partant des pieds sous forme de fourmillements, montant dans l'abdomen, les lombes et les reins, où les douleurs se fixent. Depuis quelque temps, faiblesse des jambes, marche difficile, paresse de la vessie et du rectum, douleur à la pression dans la région inférieure de la moelle, réflexes exagérés, etc.

Vient à Lamalou depuis trois ans; les douleurs ont à peu près disparu.

Mme X... 40 ans, tempérament sanguin, constitution forte, atteinte depuis deux ans d'une myélite dorso-lombaire dont elle présente le cortège symptomatique ; marche difficile, le pied droit rase le sol ; sensibilité très obtuse, demi paralysée de la vessie et du rectum, troubles trophiques, plaies des jambes consécutives à des phlyctènes. Points douloureux au niveau des premières vertèbres dorsales, irradiant dans l'épaule droite et au niveau des premières vertèbres lombaires.

Outre l'amélioration générale, deux cures à Lamalou ont amené une sédation marquée dans les symptômes douloureux.


## ATAXIE LOCOMOTRICE PROGRESSIVE.


Les douleurs fulgurantes sont un des principaux symptômes de cette affection. Elles marquent le début de la maladie, l'accompagnent dans toutes ses périodes ; quelquefois même, et pendant de longues années, elles en constituent le symptôme unique.

Le traitement thermal doit être, au début, employé avec modération, et mesuré aux forces vitales et au tempérament du malade. Les personnes nerveuses, anémiques, affaiblies par des souffrances continues, sont plus facilement excitées par les premiers bains, et il n'est pas rare d'observer alors un retour de crises aiguës qui nécessitent l'interruption du traitement.

Les effets sédatifs sont plutôt consécutifs qu'immédiats : il faut plus d'une saison à Lamalou pour obtenir une guérison complète; mais déjà, dans l'hiver qui suit la cure, les crises douloureuses sont plus espacées et bien moins vives ; l'éclair qui passe et qui arrache un cri au patient est moins brûlant ; les nuits sont plus paisibles et le sommeil réparateur aide le malade à reconquérir ses forces épuisées.

Pour ne pas trop prolonger ce travail par des observations complètes, il faudrait en citer un grand nombre ; nous nous bornerons à une statistique, qui sera le résumé de nos observations et de nos rapports annuels.

Sur 28 cas d'ataxie locomotrice observés depuis 1877, et dont la plupart sont encore en observation, nous avons noté :

Neuf fois la cessation des douleurs : quatre cures ;
Onze fois amélioration considérable : trois cures ;
Quatre fois amélioration légère : deux cures ;
Deux malades n'ont plus été revus ;
Deux morts après ou pendant leur saison,
l'un de ces deux derniers après une crise gastrique épouvantable ; le second, à la suite d'une congestion pulmonaire amenée par des bains de pied froids.

Nous remarquerons que parmi ceux qui n'ont obtenu qu'une amélioration, soit sensible, soit légère, le nombre de cures n'a été que de trois chez les uns, deux chez les autres, et que rien ne prouve que la persistance du traitement ne finisse par produire une guérison complète.

Dans une affection aussi tenace et dont le pronostic a été jusqu'ici presque désespéré, il est utile d'entourer nos affirmations précédentes du témoignage de nos confrères.

Dans son étude sur Lamalou les Bains, M. le D$^r$ Privat, dont la longue pratique dans ces thermes fait autorité,

rapporte sept cas d'ataxie locomotrice, dont voici les résultats :

Deux guéris après cinq cures ;
Un guéri après quatre cures ;
Deux améliorés après une cure (sans nouvelles);
Un guéri après une cure (la guérison s'est maintenue trois
ans ; après ce temps, rechute et pas de nouvelles);
Un sans résultat immédiat et sans nouvelles.

Nous pourrions, ajoute notre confrère, centupler plusieurs fois le nombre de ces observations [1] ; et plus loin,
comme conclusion : « Ajoutons qu'on pourrait résumer de
la manière suivante les effets généralement produits par
les eaux de Lamalou sur les ataxiques :

1° Les crises douloureuses deviennent ordinairement
moins fréquentes et moins intenses.

M. le Dr Belugou apprécie dans les termes suivants
l'influence favorable des eaux de Lamalou sur le sym-
ptôme-douleur.

Sur dix-sept observations :

Neuf fois elles ont amené leur disparition totale :
Six fois leur diminution seulement.

La cessation des douleurs a eu lieu deux fois après une
première cure, trois fois après deux cures. Dans deux
cas seulement, elle a été reculée au-delà d'un troisième
séjour. Dans toutes les circonstances où l'amélioration n'a
été que partielle, l'atténuation douloureuse s'est mani-
festée dès la première année et a augmenté progressive-
ment au fur et à mesure de la répétition du traitement[2].

---

[1] Privat ; *Étude statist. et méd. sur Lamalou les Bains.* Paris, 1877.
[2] Belugou ; *De la Spécialisation des Eaux de Lamalou dans les affections chroniques de la moelle.* Paris, 1880.

Tels sont, dans un résumé succinct et fidèle, les résultats de l'action des eaux de Lamalou l'Ancien sur les douleurs considérées comme symptômes des affections principales ou comme maladies essentielles.

En les rapprochant de l'étiologie et de la pathogénie de cet élément, nous pourrons y trouver d'abord d'utiles indications et en déduire ensuite les conclusions générales.

*1° La sédation des douleurs est généralement obtenue à Lamalou l'Ancien après une ou plusieurs cures. Fréquente dans le rhumatisme articulaire chronique, elle est pour ainsi dire la règle dans le rhumatisme musculaire.*

*Le plus souvent primitive, elle se complique quelquefois dès le début d'une exacerbation considérée comme d'heureux augure. C'est surtout le cas des affections fluxionnaires (rhumatisme, goutte, etc.).*

Cette série d'affections douloureuses est ordinairement provoquée par une cause humorale.

La composition vicieuse du sang, entretenue par un état dyscrasique, ne demande qu'une cause prochaine, d'habitude un refroidissement, pour établir un état fluxionnaire suivi de congestion. Ces deux états jouent d'ailleurs un rôle considérable dans la pathogénie de la douleur.

L'influence des eaux de Lamalou, prises en bains ou en douches, détermine, dès le début, une action dépressive de la circulation et par suite décongestionnante, due peut-être à l'acide carbonique qu'elles renferment. Ce premier effet obtenu, les éléments Ferrugineux et Arsenicaux reconstituent la faiblesse du sang et en corrigent son altération.

Ces deux modes d'action expliquent bien le calme qui se produit après la cure et l'éloignement des crises.

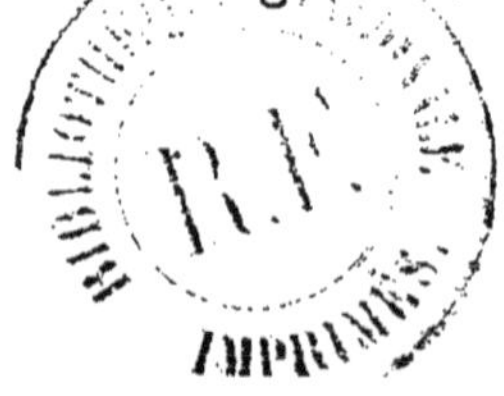

2° *Les Névralgies essentielles et surtout la Sciatique et le Tic douloureux de la face, les plus fréquemment observés, trouvent dans nos thermes la guérison, ou tout au moins une grande amélioration.*

*Les Névralgies de cause traumatique se montrent plus rebelles au traitement thermal. La lésion organique oppose ici un obstacle à la guérison.*

Le tempérament nerveux, soit héréditaire, soit acquis, est au premier rang comme cause des névralgies. Les émotions morales, agissant sur un terrain déjà préparé, suffisent souvent pour provoquer la douleur, ou tout au moins prédisposent à rendre pénibles des impressions très bien supportées à l'état de santé. Mais, même chez ces névropathiques, généralement anémiés, nous sommes obligés de tenir compte de l'état général. L'irritabilité des fonctions nerveuses amène l'irrégularité des fonctions circulatoires, et ces deux états anormaux donnent lieu à un équilibre instable qui se traduit par des fluxions, des congestions nerveuses à siège variable et à douleurs intenses.

Peut-être, dit Lereboullet (*Dict. encyclop. des Sciences médicales*), certaines névralgies sont-elles dues à une simple congestion des nerfs ?

Nous sommes donc encore placés, à Lamalou l'Ancien, dans des conditions favorables pour amener dans ces états morbides une heureuse modification. L'action ne change pas, quoique s'adressant à des situations pathologiques diverses en apparence, et les principes résolutifs et reconstituants des eaux trouvent de nouveau une indication bien déterminée.

Le succès est moins sûr dans les névralgies de cause traumatique, et si l'exemple que nous avons cité en opposition avec les précédentes nous démontre l'inefficacité des eaux dans le cas d'une lésion matérielle et pro-

fonde du nerf, elle nous prouve une fois de plus leur va-
leur dans le cas de névralgies essentielles.

(Dans l'Observation que nous avons rapportée, il s'est
produit une paralysie du bras avec atrophie musculaire.
Cet état dure encore.)

*3° Dans les affections Médullaires, où la douleur ne
joue qu'un rôle secondaire, mais encore important, la sédation est plus longue à obtenir, elle est souvent consécutive, et plusieurs cures sont nécessaires pour atténuer les
crises et éloigner leurs manifestations.*

La douleur, dans les affections médullaires, a pour
cause toutes les altérations des tissus capables d'agir sur
les nerfs de la région malade: les congestions, les inflam-
mations, les scléroses, les tumeurs, etc., etc.

Le traitement des états congestifs et inflammatoires ne
diffère pas de celui des affections précédentes, et le mode
d'action des eaux reste le même.

Dans le cas de dégénérescences, de tumeurs néoplas-
matiques ou syphilitiques, l'action thermale est plus lente
et se heurte aux lésions organiques qui constituent le fond
de la maladie. Elle devient alors un adjuvant précieux de
la médication spéciale employée en pareille occasion.

Mais, pour être moins immédiate, la sédation n'en est
pas moins obtenue. Les exemples d'ataxie locomotrice
progressive pris dans nos observations, et appuyés par
ceux de nos confrères, prouvent bien que les douleurs
fulgurantes, si redoutables dans cette affection, s'apaisent
et se calment après plusieurs cures thermales. Nous pourrons désormais en appeler du pronostic désespéré de
« quelques médecins et surtout du docteur Romberg, qui
espèrent trop peu, peut-être parce qu'ils n'ont pas assez
vu [1] », et laisser entrevoir à nos malades au moins l'atté-

---

[1] Privat; *loc. cit.*, pag. 118.

nuation de leurs souffrances, et quelquefois leur guérison.

Nous n'avons examiné, dans cette étude, que les affections douloureuses qui se présentent le plus souvent à
notre observation. Encore en est-il beaucoup qui échap-
pent à une statistique de ce genre, soit que, guéris dans
une première cure, les malades ne reviennent plus dans
notre station thermale, soit qu'après avoir pris une première fois nos avis, ils ne continuent leurs traitements
comme par le passé, et soient ainsi perdus pour nos observations.

Mais nous croyons en avoir assez dit pour montrer l'action sédative des eaux de Lamalou l'Ancien sur l'élément
*Douleur* considéré à un point de vue général, et prouver
que leur ancienne réputation repose sur des données aussi
justes que nombreuses.